AF619856

MEMOIRE
SUR
LA NÉCESSITÉ
D'UN RÉGLENENT
GÉNÉRAL
AU SUJET DES ENTERREMENS,
ET EMBAUMEMENS.

Par JACQUES-JEAN BRUHIER, *Docteur en Medecine.*

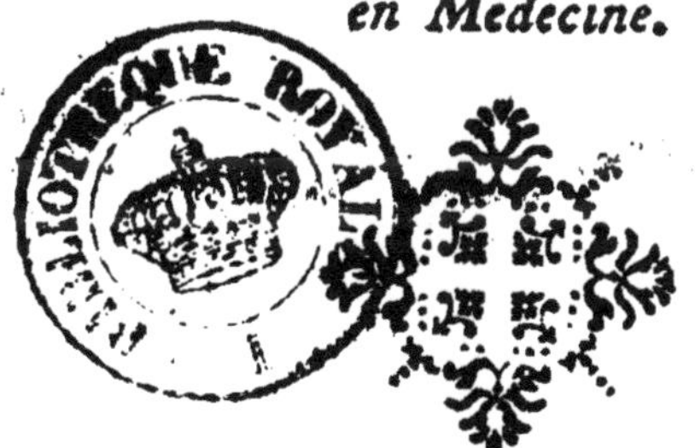

A PARIS,

MOREL, le jeune, Grand'Salle du Palais, au grand Cyrus.
PRAULT, Pere, Quai de Gêvres.
PRAULT, Fils, Quai de Conty.
SI..ON, Fils, rue de la Parcheminerie.

M. D. CC. XLV.

Avec Approbation, & Privilege du Roi.

MEMOIRE

Sur la néceſſité d'un Réglement général au ſujet des Enterremens, & Embaumemens.

QUE l'exemple d'une perſonne arrachée du tombeau, où elle auroit été miſe trop précipitamment, ne faſſe qu'une impreſſion legere ſur des eſprits prévenus qu'après vingt-quatre heures une mort apparente doit être cenſée réelle, je n'y vois rien qui ait droit de ſurprendre ceux qui connoiſſent les manieres de penſer des hommes ; mais qu'un Ouvrage où l'on raſſemble une quantité de faits de cette nature, puiſés dans l'hiſtoire de tous les pays, & de tous âges ; où l'on prouve par des faits inconteſtables qu'on peut être trente jours, & même plus, ſans donner le moindre ſigne de vie, ne faſſe pas la plus forte impreſſion ſur tous les hommes ; c'eſt là ce qui m'étonne. Rien n'eſt pourtant plus certain, puiſque pluſieurs perſonnes que je ſçais avoir lû mon Ouvrage ont laiſſé enſevelir, & enterrer leurs amis, & leurs proches, ſuivant l'uſage communément reçu.

Telle eſt la force de l'habitude,

que si elle ne détruit point la connoissance du vrai, elle en émousse tellement l'impression qu'il ne fait qu'effleurer l'imagination. Ce que je rapporte dans la premiere Partie de ma Dissertation d'histoires arrivées à Rheims, est la preuve la plus convainquante de cette vérité. En moins de vingt ans trois personnes y sont arrachées du tombeau. Quoi de plus capable de réveiller l'attention des Puissances Ecclesiastique, & Seculiere! Mais le Prélat, mais le Magistrat, peuple en cette partie, croient avoir fait de leur jugement tout l'usage convenable, quand ils ont assaisonné d'un ton d'admiration un, *en vérité il l'a échappé belle!*

Ce n'est pourtant rien moins

que de pareilles exclamations, qu'on a droit d'attendre de ceux qui ſont chargés de veiller à la ſûreté publique. Ils n'en ſont pas quittes envers les hommes en leur faiſant connoître les dangers dont ils ſont menacés ; ils doivent les mettre, quand il eſt poſſible, dans l'impuiſſance de s'y expoſer. C'eſt ſur ce fondement que j'eſtime qu'un Réglement ſur le fait des Enterremens & Embaumemens eſt indiſpenſable.

J'ai conſulté le Recueil des Ordonnances de nos Rois, qui gardent un profond ſilence ſur cet article. J'ai recherché avec auſſi peu de ſuccès chez ceux qui gardent des collections d'Arrêts, de Réglemens, &c. J'ai enfin conſulté le

Traité de la Police du Commisſaire De la Marre, Ouvrage, où les plus petits ſujets ſont traités avec toute l'étendue poſſible ; il n'y rapporte de Réglemens concernant les Enterremens, que relativement aux tems de peſte. Je me ſuis enfin retourné du côté de l'Egliſe, & j'ai vû que les Rituels composés avec le plus de ſoin favoriſent l'abus que je combats, en ne demandant que vingt-quatre heures pour conſtater la mort, & cela, *pour prévenir les inconveniens qui s'enſuivent quelquefois des enterremens précipités* ; ce ſont leurs propres paroles.

Les Medecins ſont bien éloignés d'adopter cette façon de penſer. J'en cite dans la ſeconde Partie de la *Dissertation sur l'incertitude des signes de la Mort*, qui est actuellement sous presse, une vingtaine des plus célebres, qui demandent qu'on conserve les corps trois fois vingt-quatre heures avant que de les enterrer; & un nombre d'autres, qui, ne trouvant d'autres signes infaillibles de la mort, qu'un commencement de putrefaction, veulent qu'on garde les corps jusqu'à ce qu'elle se déclare, quelque tems qu'il doive s'écouler jusqu'à ce qu'elle soit constante; & je prouve que ces derniers ont raison.

Mais que fera le sentiment de quelques Auteurs contre un abus, pour ainsi dire, canonisé, ou du moins regardé comme une loi de discipline ? On n'y peut remedier, que par un Réglement général, réglement qui ne peut émaner que de l'autorité souveraine. Et ce qui doit d'autant plus la déterminer à le faire, c'est qu'il n'est point douteux que, comme l'intérêt de tous les hommes est le même, les Puissances étrangeres n'adoptent un Réglement si sage. Or qu'y a-t-il de plus glorieux pour un Roi que de soumettre tout l'Univers à ses Loix ? Qu'y a-t-il de plus digne de la Majesté du Thrône, que de répandre ses bienfaits sur tout le genre humain ? Qu'y a-t-il de mieux assorti au caractere d'un Monarque, qui, Pere de ses peuples, a prouvé dans toutes les occasions que leur vie lui étoit bien plus précieuſe que ſa gloire ? Cette conſidération me diſpenſe d'ajouter le motif de la diminution notable des Habitans en France, qui rend le Réglement que je propoſe plus utile que jamais.

On objectera peut-être, & cette objection flatteroit beaucoup ma vanité, qu'ayant ouvert les ïeux aux hommes, il n'y a pas d'apparence qu'ils ne prennent aucunes précautions pour ſe garantir du malheur d'être enterrés vivans, ou que ce ſera leur faute s'il leur arrive.

Mais il eſt aiſé de détruire cette objection. Car 1°. Qu'eſt ce qui les a priſes, ces précautions, depuis que mon Ouvrage eſt public ? Qu'eſt-ce qui ne regarde pas la mort comme éloignée, & devant lui laiſſer le tems de mettre ordre à ſes affaires ? Il y a plus : ſéduit par la même erreur, diſtrait par d'autres objets, ne mérite-je pas moi-même le reproche que je fais aux autres ? 2°. Combien de perſonnes ne liront pas ma Diſſertation, combien même ne pourront la lire, ou ne ſçauront le faire ? 3°. Parmi ceux qui la liront, combien y en a-t-il qui le feront avec aſſez de réflexion, qui en feront aſſez frappés, pour prendre ſur le champ les précautions convenables ? 4°. Combien de perſonnes peuvent devenir homicides de ceux qui leur ſont le plus chers, en précipitant leurs funerailles, pour s'épargner la vûe d'un objet qui aigrit ſans ceſſe leurs douleurs ?

Mais il y a encore un abus plus dangereux. Combien de femmes ennuiées de leurs maris, de maris las de leurs femmes, d'enfans qui ont, ou qui s'imaginent avoir lieu d'être mécontens de leurs peres ; & ſurtout combien d'heritiers avides, qui attendent depuis longtems l'heureux moment qui doit les mettre en poſſeſſion de la ſucceſſion d'un collateral opulent, ne peuvent pas abuſer de la liberté que laiſſe la loi d'enterrer au bout de vingt-quatre heures ?

Or l'intérêt de la ſocieté demande qu'on prenne les meſures convenables pour qu'une ſecurité traîtreſſe, des diſtractions inévitables, le deffaut de goût pour la lecture, celui d'éducation dans ceux qui ne ſçavent pas lire, celui de réflexion, ou de prudence, dans ceux qui auront lu mon Ouvrage, l'ignorance involontaire de ceux qui ne le connoîtront pas, enfin une tendreſſe mal entendue, des animoſités particulieres, une avidité deshonorante, ne deviennent préjudiciables à qui que ce ſoit, ou, pour mieux dire, ne continuent de l'être; tous inconveniens qu'on ne peut prévenir qu'au moyen d'un Réglement général.

En effet l'expedient dont s'eſt ſervi Madame de Corbeville, pour prévenir le danger d'être enterrée vivante, expedient qui conſiſtoit à régler par ſon teſtament le tems où elle devoit être inhumée, & les épreuves par leſquelles il faudroit faire paſſer ſon corps avant que de l'enfermer dans le cercueil, eſt ce qu'on a de nos jours imaginé de plus ſage ; & cependant on peut être la dupe de ces précautions. On met un teſtament olographe entre les mains d'un tiers, qui peut être abſent lors de la mort du teſtateur. Le Notaire, ſi cet acte eſt authentique, peut ignorer cette mort pendant pluſieurs jours. D'ailleurs on n'ouvre communément les teſtamens qu'après les obſeques. Un heritier, qui ſçaura les précautions que le teſtateur aura voulu qu'on prît, peut, par des vûes d'intérêt, n'avoir aucun égard à ſes volontés. Enfin le but du Réglement ne doit pas être ſimplement de prévenir l'enterrement de perſonnes vivantes, il doit s'étendre juſqu'aux attentions néceſſaires pour qu'on traite le corps reputé mort, de maniere à ne le pas rendre effectivement tel, ſi la mort n'eſt qu'apparente, & aux précautions convenables pour empêcher l'apparence de devenir une réalité.

Je terminerai ce que j'ai à dire des Enterremens, par deux traits d'hiſtoire, dont la certitude m'eſt parfaitement connue. L'un d'eux prouve la néceſſité, & l'autre au moins l'utilité du Réglement.

Il y a environ trente ans qu'un Vicaire du Havre de Grace fit enterrer, ſans autre examen, une femme, dont le cercueil tomba trois fois des tréteaux ſur leſquels il étoit poſé pendant le Service qu'on chantoit pour elle. Cependant la famille étoit perſuadée, & avoit dit nettement au Vicaire, que la femme n'étoit pas morte. Il faut, pour l'honneur de l'humanité, croire cet exemple unique; mais ce qui eſt arrivé une fois, peut arriver une ſeconde.

Voici le ſecond trait d'hiſtoire. On alloit mettre ſur la paille une femme de quatre-vingts ans, reputée morte, lorſqu'une perſonne, qui connoiſſoit mon Traité, s'y oppoſa. Le lendemain au matin on la trouva revenue de ſa ſyncope, qui probablement ſeroit devenue une mort réelle à cauſe de la rigueur du froid qu'il faiſoit alors.

alors. Mais trouve-t-on ſouvent des exemples d'une pareille docilité ? Le Réglement feroit ce miracle.

J'aurois pu me diſpenſer de parler des Embaumemens dans mon Ouvrage. Les principes étoient établis ; mais ce qui concernoit les Embaumemens n'étoit que des conſéquences éloignées de ce que j'ai dit des Enterremens: or j'ai cru devoir épargner aux Lecteurs que cette opération intéreſſe, l'embarras de les tirer, & les dangers d'une lecture trop peu reflechie. En un mot, j'ai voulu mettre en évidence que mon Ouvrage intéreſſe également les Rois, & les derniers de leurs Sujets. J'en tire une preuve démonſtrative de l'hiſtoire d'Espagne, où l'on voit que le Cardinal d'Espinosa, Premier Ministre de cette Couronne, ayant été mis entre les mains des Chirurgiens pour être embaumé, repoussa la main qui conduisoit l'instrument fatal qui lui donnoit réellement la mort. On ne laissa pas, quel que fut le motif des Operateurs, d'achever l'operation.

Plus on est élevé en dignité, plus on est exposé à ce sort funeste. L'amour propre a tant d'empire sur les hommes, qu'ils sacrifient tout à la crainte de perdre leur fortune. On achevera par politique ce qu'on aura commencé par ignorance, ou par témerité. Un pareil inconvenient qui interesse les personnes les plus sacrées, ne peut être prévenu avec trop de ſoin. En repreſentant donc la néceſſité d'un Réglement dérivé des principes établis dans mon Ouvrage, je travaille à mettre en ſureté la vie des Rois, comme celle de leurs Sujets.

PROJET DU REGLEMENT.

LE premier article doit concerner la maniere de traiter les corps réputés morts, c'est-à-dire, d'empêcher une mort apparente de devenir réelle, comme il peut arriver, si l'on empêche le sang de reprendre la liberté de son mouvement, l'air d'entrer librement dans le poumon, & le corps de se décharger des humeurs dont la mauvaise qualité, ou l'abondance, occasionne le symptome que l'on prend pour la mort.

Pour prévenir ces inconveniens, il faut ordonner, 1°. que

les corps reputés morts seront laissés dans leurs lits dans le même état, & la même situation, où ils étoient pendant la maladie. La pratique universelle de mettre d'abord sur la paillasse le prétendu mort est une pratique meurtriere, surtout l'hiver. Les mouvemens même qu'on est obligé de lui donner, soit pour le changer de linge, ou défaire son lit, sont meurtriers dans les circonstances, & d'autant plus que, dans l'idée qu'on n'a rien à menager, ils sont moins mesurés. Des observations certaines prouvent qu'il suffit de mettre sur son-seant un malade affoibli pour lui donner la mort; parceque dans cette situation le cœur n'a pas la force de pousser le sang au cerveau;

ce qui produit une apoplexie ſyncopale, mortelle de ſa nature.

Il faut, 2°. deffendre expreſſément une autre pratique, au moins auſſi meurtriere, qui eſt de boucher toutes les iſſues que la nature a deſtinées aux évacuations naturelles, ou contre nature. On eſt dans l'uſage de boucher l'anus, l'urethre, les oreilles, & même le nez, & la bouche, de peur qu'il ne ſe faſſe une évacuation, d'où dépend peut-être le rétabliſſement du prétendu mort. Mais un vil intérêt, tel que celui de menager les matelas, eſt-il un motif ſuffiſant pour ſe mettre au riſque d'étouffer une perſonne, en faiſant regorger les humeurs dans les vaiſſeaux, ou l'empêchant de reprendre ſa reſpiration?

Telles sont à peu près les dispositions que doit contenir le Réglement, pour qu'on ne nuise point aux malades réputés morts. Mais comme tous les jours qu'un malade passeroit dans un état moyen entre la vie & la mort, sont autant de jours retranchés d'une vie dont tous les momens sont précieux, & que l'abandon où on laisseroit le malade pourroit changer une mort apparente en une mort réelle, le réglement doit prévenir cet inconvenient. Je renvoie à mon Ouvrage sur les secours appropriés aux différentes causes de mort apparente, & je me contente d'indiquer ici ceux qui conviennent le plus généralement à ranimer les esprits ; c'est de souffler du poivre, ou même de l'euphorbe, dans les narines; d'y introduire de la moutarde la plus âcre; d'en frotter les gencives; ou, mieux encore, de les frotter rudement, ainsi que les narines, avec une plume trempée dans l'esprit de sel ammoniac, & même de faire avaler de cette liqueur au malade, &c.

Ces secours, & quelques autres qu'on trouvera dans mon Ouvrage, peuvent rappeller à la vie les enfans qui naissent sans en donner de signes, les noyés, ceux qui meurent étranglés, de même que ceux qui sont frappés de maladies subites. Mais quand ils seroient inutiles, j'ai démontré que toute espérance n'étoit point perdue, tant qu'il ne paroissoit sur le corps

aucun

aucun ſigne de putrefaction. Le Réglement doit donc deffendre de mettre un corps dans le cercueil, ou de proceder à l'embaumement, juſqu'à ce que la mort ſoit conſtatée par ce ſigne.

Je ſens bien qu'on peut m'objecter le déſagrement, & l'embarras, de garder un corps pendant pluſieurs jours, & les ſuites de l'infection.

Mais ce déſagrement eſt-il comparable au riſque d'enterrer un vivant? Et l'embarras doit-il faire quelque impreſſion, puiſqu'il eût été beaucoup plus conſidérable, ſi le mort avoit vécu quelques jours de plus?

Je réponds à la troiſiéme partie de l'objection par l'exemple des

Juifs, des Grecs, & des Romains, qui gardoient long tems les corps, sans qu'il en soit arrivé d'inconveniens, malgré la chaleur des climats où ils vivoient. Les suites de l'infection ne seroient à craindre que dans le cas de maladies contagieuses ; mais elles sont accompagnées d'un principe de corruption qui ne tarde point à se manifester sur la surface du corps ; & depuis cet instant jusqu'à celui de la levée du corps, on pourra user de parfums d'un prix si vil, qu'ils n'excederont les facultés de personne. Un peu de poix-résine, ou de génievre, suffira.

Le Réglement doit aussi remedier à un abus que les loix Romaines traitent d'homicide, & qui n'eſt que trop commun, c'eſt d'enterrer les femmes qui meurent enceintes, ſans leur faire l'opération céſarienne, au moins après leur mort. C'eſt une conduite également contraire aux loix naturelle, & poſitive.

J'obſerverai à propos des femmes, qu'il en périt un grand nombre par l'ignorance de celles à qui elles donnent leur confiance dans le tems de leur accouchement. Cette ignorance mérite une autre peine que la honte, & le mépris. Mais il eſt ſouvent difficile de la prouver, ſi l'on n'ouvre les femmes qui meurent en couche. Auſſi un célébre Accoucheur Hollandois ſouhaite-t-il qu'on ne manque jamais de faire des ouvertures dans ce cas. Il paroît que cet article mériteroit d'entrer dans le Réglement.

Mais que servira de le faire, si sa nécessité évidente n'est qu'un garand équivoque de son exécution ? Il est pourtant certain qu'il aura le sort d'une infinité d'autres, dont on loue la sagesse dans le tems même qu'on y contrevient, si l'on se repose de son execution sur la famille des prétendus morts. Il est donc indispensable d'y inserer des dispositions, & de prendre des précautions, qui mettent dans l'impossibilité d'y contrevenir. D'où je concluds qu'il est nécessaire de commettre des Officiers pour veiller à l'execution, & de les choisir dans le corps des Medecins, ou des Chirurgiens. Car il eſt rare de trouver des Medecins dans les Campagnes , où l'execution du Réglement eſt auſſi néceſſaire que dans les Villes.

En conſéquence le Réglement doit porter injonction à la famille, ou au maître de la maiſon où quelqu'un ſera reputé mort, d'en donner avis ſur le champ à l'Officier prépoſé pour le quartier ; & cette injonction doit être faite ſous des peines capables de fixer l'attention du Public.

Il faut obliger les Officiers à faire ſur le corps reputé mort les épreuves ci-deſſus indiquées comme propres à le rappeller à la vie, & les obliger à faire un nombre de viſites ſuffiſant, & convenable à la nature des maladies, & des saisons.

Il faut deffendre aux Curés de faire la levée d'aucun corps à moins qu'on ne lui ait representé un certificat en forme signé de l'Inspecteur, où il soit fait mention que, s'étant presenté plusieurs fois dans la maison du mort, il a trouvé le corps dans son lit, comme s'il étoit seulement malade; qu'après l'avoir exactement visité, il a reconnu qu'on n'avoit pris aucunes mesures pour empêcher les évacuations de toute espece; qu'il n'a rien remarqué qui puisse faire soupçonner que la mort n'est pas absolument naturelle; qu'après des épreuves réiterées il n'a découvert aucun signe de vie; & qu'au contraire ayant vu des ſignes certains de la mort; il ne s'oppoſe pas qu'on rende au corps les derniers devoirs.

Ce ne ſera peut être pas un des moindres avantages du Réglement, que de prévenir des crimes, que l'eſpérance de l'impunité n'engage peut-être que trop communément à commettre.

On pourra tirer encore très utilement parti de ces viſites, pour connoître dans leurs commencemens les maladies contagieuſes, & prendre en conſéquence les meſures convenables pour en arrêter les progrès. Combien un ſemblable établiſſement n'eut-il point ſauvé d'hommes en Provence? Il faudra donc aſſujettir les Inſpecteurs à prendre des notes du genre de maladies dont seront morts ceux qu'ils auront visité, & de les remettre une ou deux fois par semaine aux Juges de Police, qui par la confrontation sçauront les maladies qui régnent dans le Pays.

Enfin le Réglement doit porter des deffenses aux Mennisiers, ou autres ouvriers de mettre aucun corps dans le cercueil, avant que l'Inspecteur ait délivré le certificat dont le modele est ci-dessus.

Pour que le Réglement soit suffisamment connu, il faut qu'il soit lû, publié, affiché, envoyé aux Curés de toutes les Paroisses du Royaume, & à tous les Juges, même Seigneuriaux ; qu'il ſoit lû aux Prônes, & dans les lieux publics ; & même obliger les Eccleſiaſtiques appellés pour l'adminiſtration des Sacremens à rappeller les diſpoſitions portées dans le Réglement.

J'ajoute qu'il doit être envoyé à toutes les Communautés d'Hommes, & de Filles, qui doivent être également aſſujetties au Réglement, & à qui il eſt peut-être plus utile qu'aux Laïcs.

Il faut enfin obliger les Inſpecteurs à dreſſer un Procès verbal contre ceux qui ſe trouveront en contravention, & à le remettre au Juge Royal, qui décernera contre eux les peines portées par le Réglement.

Je finirai par une réfléxion qui concerne le choix des Inſpecteurs. Il y auroit peut-être des inconveniens à commettre pour la viſite des Medecins qui ont traité malades ceux qui ſont reputés morts, à moins qu'on n'y joignît l'Inſpecteur d'un autre quartier. Au reſte, je ne fais cette obſervation que pour faire connoître que j'ai tâché de ne rien laiſſer échapper de ce qui peut aſſurer la parfaite execution du Réglement.

Il eſt inutile d'obſerver qu'on ne doit charger perſonne de cette commiſſion, ſans lui avoir fait prêter ſerment de l'executer fidellement.

Telles ſont les vûes que m'a inſpiré le bien de la Societé. Je me détermine à les publier indépendamment des deux Parties de mon Ouvrage en faveur des personnes que leurs occupations, ou la crainte de s'attrister, pourroient détourner de la lecture de deux volumes qui ne roulent que sur la mort, bien qu'ils contiennent moins de raisonnemens que d'observations. Ces deux morceaux renferment les conséquences naturelles de ces dernieres. On se convaincra de leur justesse, en recourant à l'Ouvrage même. J'ai tout lieu de croire qu'on ne portera pas de ces morceaux un jugement desavantageux, puisque le Mémoire a merité l'attention du Chef respectable de la Justice; que c'est par ses ordres que le projet du Réglement a été redigé, & que c'est de son consentement exprès que l'un & l'autre est imprimé.

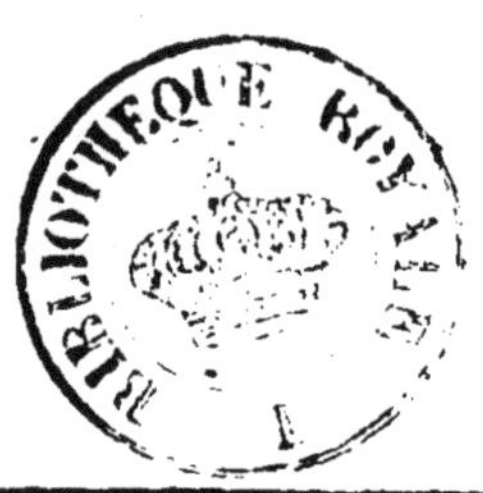

Le Privilege, & l'Approbation se trouveront à la fin de la seconde Partie.

ADDITION AU MEMOIRE PRÉSENTÉ AU ROY,

Sur la néceſſité d'un Reglement général au ſujet des Enterremens, & Embaumemens.

E croirois manquer à ce que je dois à la Société, ſi je négligeois de remettre ſous les ïeux du Public les jugemens qu'il a portés de mon projet de Reglement.

Les uns en ont trouvé l'exécution ſi aiſée qu'ils n'y voient aucune difficulté, d'autres le trouvent inutile, d'autres y trouvent des difficultés, d'autres enfin le trouvent impoſſible.

L'inutilité prétendue du Reglement eſt fondée ſur la ſuppoſition qu'il y a au plus en cent ans un exemple de perſonne arrachée du tombeau, d'où l'on conclut qu'un inconvénient de cette nature ne vaut pas la peine de faire un Reglement.

Il eſt aiſé de détruire cette objection.

Je demanderai 1°. à chacun de ceux qui font ce raiſonnement, s'il voudroit donner au monde cet exemple unique en un ſiecle, & quelle certitude il a qu'il ne le donnera pas. 2°. Je dirai qu'il s'en faut de beaucoup que ces exemples ſoient ſi rares, puiſque, outre cent trente-ſix hiſtoires que j'en ai rapportées dans les deux Parties de ma *Diſſertation ſur l'incertitude des ſignes de la Mort;* outre celles qui ſont venues directement à la connoiſſance des premiers Magiſtrats, comme ils m'ont fait l'honneur de me le dire; indépendemment de celles qui ne m'ont point paru aſſez conſtantes pour entrer en ligne de compte, de celles que j'attens des Provinces éloignées de France, & même des Pays Etrangers, car quel eſt celui qui n'en fournit pas , quoiqu'on y précipite bien moins les Enterremens que dans celui-cy ? de celles enfin qui ſont atteſtées par des Auteurs que je n'ai pû recouvrer , on en trouvera à la fin de ce ſupplément une cinquantaine de nouvelles , qui ne remontent pas à cent ans. 3°. Je dirai qu'on doit conclure de cette multitude d'hiſtoires , que le nombre de celles qu'on ne ſait pas eſt beaucoup plus grand. L'on ne peut douter de cette conſéquence ſi l'on fait attention aux circonſtances néceſſaires , pour prévenir le malheur d'enterrer une perſonne vivante , encore plus pour s'appercevoir qu'on a eu celui de le faire.

C'eſt avec raiſon qu'on trouve des difficultés dans l'exécution du Reglement; mais je ne les crois pas inſurmontables.

Sans m'approprier la réponſe d'un grand Magiſtrat que *ce ſont autant de raiſons de plus pour le faire*, je me contenterai d'y répondre, & je me flatte que ce ſera d'une maniere ſatisfaiſante.

Celle tirée de l'étendue de Paris, où le Reglement eſt plus néceſſaire qu'ailleurs, parce qu'il n'y a point d'endroits où les Enterremens ſoient plus précipités, diſparoîtra par la multiplication des Inſpecteurs; encore n'en faudra-t-il pas un auſſi grand nombre qu'on pourroit ſe le figurer.

Je répondrai encore à cette objection, & à celle qui se tire de l'incommodité que causeroit dans un logement étroit un corps mort gardé pendant plusieurs jours, par l'exemple de l'ancienne Rome, ville beaucoup plus peuplée que Paris; & par celui de Londres, qui ne l'est pas moins que notre Capitale. Il est deffendu à Londres d'enterrer avant trois jours revolus, & sans une visite des personnes commises à l'inspection des corps, constatée par la délivrance d'un certificat. A Rome les Libitinaires étoient chargés non seulement de la visite des morts, mais des épreuves qui se continuoient plusieurs jours, & de tenir un registre exact de tous ceux qui mouroient. Sans sortir de France, il eſt deffendu de tems immémorial à Calais d'enterrer aucun corps qui n'ait été viſité par un Chirurgien prépoſé à cette fonction, qui en délivre un certificat.

Je répons encore à l'objection tirée de l'incommodité, que, bien qu'elle ſoit la même dans tous les païs du Nord, & à Gênes, qui eſt un païs plus chaud que la France, l'uſage eſt pourtant de n'enterrer au plutôt qu'au bout de trois jours, & qu'en Hollande ce n'eſt qu'au bout de huit, comme pluſieurs Hollandois me l'ont aſſuré.

Au reſte il me paroît que l'uſage de n'enterrer qu'après trois jours revolus ne doit pas être littéralement adopté. Car ſi la putrefaction, ſigne indubitable de la mort, ſe déclare promptement, comme il arrive dans certaines ſaiſons & certaines maladies, & ce ſont les contagieuſes, pourquoi ne point enterrer promptement? & ſi un corps peut reſter ſans ſigne de vie pendant un grand nombre de jours, comme pluſieurs exemples en font foi, pourquoi donner au hazard de l'enterrer vivant? C'eſt par ces raiſons que je n'ai pas demandé qu'on fixât un tems pour enterrer, & que j'ai demandé qu'on commît pour la viſite des gens du mêtier.

Quant au déſagrement du ſpectacle d'un corps mort, c'eſt une fauſſe délicateſſe, puiſqu'elle n'empêche pas tous les peuples dont je viens de parler, chez qui la nature eſt auſſi éloquente que chez nous, de reſpecter un uſage ſi ſagement établi. Mais les Romains faiſoient bien plus, puiſque depuis la mort apparente juſqu'au tems des obſeques, qui ne ſe faiſoient ſouvent que ſept jours après, les parens les plus proches étoient obligés d'aller *conclamer* le corps, & par conſéquent de rechercher ſa préſence.

On m'a encore objecté que l'établiſſement que je propoſe ne peut ſe faire que dans les Villes.

Soit : faut-il, par la raiſon qu'il ne pourroit pas être étendu aux Campagnes, priver les Villes de l'avantage qu'il leur procureroit ?

mais pourquoi ne pourroit-il pas s'étendre jusqu'aux plus petits villages, si chaque canton a plusieurs Chirurgiens ? au cas même qu'il en manquât, le petit honoraire certain que produira l'inspection fera que le nombre s'en multipliera.

En un mot, de quelque nature que soit le Reglement qu'on fera, quelqu'éloigné qu'il soit de la perfection dont je le crois susceptible, il sera toujours extrêmement utile, parce qu'il apprendra à tous les hommes que les signes de la mort sont incertains, & qu'on risque évidemment d'être homicide, en précipitant les Enterremens & les Embaumemens.

J'ajoute les ouvertures, soit

qu'elles ſe faſſent par ordre de Juſtice, ou pour l'inſtruction des gens du métier. Il eſt bien ſingulier qu'il n'y ait point d'Ordonnances qui aïent reglé le tems où elles doivent ſe faire ; qu'on n'ait pas même en ce point égard au Reglement porté par les Rituels pour les inhumations ; & qu'en Allemagne, où l'on demande un tems beaucoup plus long qu'en France, on s'écarte en ce point de l'uſage ; comme ſi l'on ne couroit pas riſque, ou qu'il ne fût pas affreux de mourir ſous le couteau d'un Chirurgien ! mais ce n'eſt point à ce ſeul titre que mon projet de Reglement peut être utile dans les Païs Etrangers. Dans ceux où l'on differe le plus les Enterremens, on ne prend aucune des précautions néceſſaires pour empêcher la mort apparente de devenir réelle.

On demande enfin où l'on prendra des fonds pour païer les Inſpecteurs?

Je répons que, comme il ne meurt point aſſez ſouvent du monde dans chaque famille pour que cette dépenſe devienne onéreuſe, il ne paroît pas qu'il y ait d'inconvénient à charger les Particuliers de l'honoraire des Inſpecteurs, qui n'excedera jamais la dépenſe qu'auroient cauſée quelques jours de maladie de plus. Au reſte on peut aiſément imaginer d'autres expédiens.

Je viens à l'objection de ceux

qui regardent le Reglement comme impoſſible dans ſon exécution, & je répons que tout ce qui eſt néceſſaire à la conſervation des hommes eſt néceſſairement poſſible ; or on ne peut nier que ce Reglement ne ſoit néceſſaire à la conſervation des hommes. Je pars maintenant de ce principe, & je dis que tout ce qu'exige la conſervation des hommes eſt néceſſaire, & j'en concluds évidemment la néceſſité du Reglement que je propoſe. Je conviendrai volontiers qu'il eſt ſujet à quelques inconveniens ; mais quelle eſt la loi qui n'en ait point ? quel autre parti prendre que de ſe déterminer vers celui qui en a le moins ? & quel plus grand inconvénient que de laiſſer les hommes expoſés au danger évident d'être enterrés vivans?

J'ajouterai en finiſſant, qu'il y a dans pluſieurs Provinces un abus qui a excité le zele d'un Juriſconſulte Allemand, c'eſt d'ôter les oreillers, & même le chevet, des Malades qui ſont près de mourir. Il prouve démonſtrativement que c'eſt un vrai homicide, tant parce que le but qu'on ſe propoſe eſt d'accélerer la mort, que parce que cette pratique peut la cauſer à des malades qui lui auroient échappé.

HISTOIRES

De personnes rappellées à la vie après avoir été réputées mortes, venues à ma connoissance depuis l'impression de mon Ouvrage.

I. DAME Magdeleine Duval, Dame de Store, qui a fait passer cette Terre dans la Maison de l'Aubespine de Verdronne, déterrée vivante, suivant la tradition unanime du païs.

II. M. Chicoyneau, bisaïeul du premier Medecin du Roi, tiré du cercueil par ordre de M. le Duc de Montpensier, fut trouvé vivant, & M. le premier Medecin m'a dit qu'il venoit d'un fils né après la résurrection.

III. M. Mallet, Président en la Chambre des Comptes de Paris, a eu une aïeule portée à S. Eustache, tirée du cercueil par ordre de son mari, qui arriva dans le tems du convoi. Communiqué par M. Mallet.

IV. Mornac L. II. ff. liv. II. tit. 8. parle de la femme d'un Avocat au Parlement de Paris, nommé Duhamel, que le son de la vielle, accompagné des chansons du vielleux, rappella à la vie après vingt-quatre heures de mort apparente.

V. Salmuth dans ses Observations parle d'une Hysterique de Leipsic, qui, sortant de sa bierre, vint trouver à table les gens de sa maison, à qui elle fit grande peur.

VI. Le même Auteur au même endroit parle d'une Hysterique de la même Ville trouvée vivante par des fossoieurs qui l'avoient déterrée pour la dépouiller de quelques bijoux, & du supplice de ces *violateurs*.

VII. Le célebre Pascal fut réputé mort pendant treize heures, à l'âge d'un an, suivant des Mémoires qui m'ont été communiqués.

VIII. Diemerbroek, dans son Traité de la Peste, parle d'un Païsan attaqué de cette maladie qui fut réputé mort pendant cinquante-deux heures, & qui auroit été enterré, si le menuisier avoit eu le tems de faire plûtôt son cercueil.

IX. Le même Auteur parle au même endroit d'un Enfant noïé qu'il rappella à la vie après dix heures de mort apparente, qu'il avoit passées nud dans son suaire par un froid très-vif.

X. Il parle dans son Anatomie d'une Noïée qui donna sans secours des signes de vie après être restée long tems dans l'eau, & plusieurs heures après qu'elle en eut été tirée dans un état de mort apparente.

XI. Beyerlinck parle d'un Gentilhomme de Vesoul en Franche-Comté, cru mort de la peste, qui revint à lui dans une grange où l'on avoit déposé son cercueil pendant le voiage qu'on lui faiſoit faire pour le porter à une de ſes terres.

XII. Il eſt parti de Paris il y a environ huit mois une femme qui demeuroit ſur la Montagne de Sainte Genevieve, qui a conſervé pendant plus de trente ans dans ſa chambre le cercueil dans lequel elle avoit été expoſée à ſa porte. Le fait eſt notoire dans le quartier.

XIII. De Beſſe, Maître en fait d'Armes, enterré pendant trois jours à Valence, tomba à Lyon, où il demeuroit alors, dans une léthargie qui dura huit jours entiers ſans donner de ſignes de vie, & fut guéri parfaitement, comme pluſieurs perſonnes me l'ont atteſté d'après lui-même.

XIV. Le ſieur Lamy, Tapiſſier, demeurant dans un pavillon du College Mazarin, reprit l'uſage de la vie après vingt-quatre heures de mort apparente, ſa foſſe étant creuſée, & ſon cercueil dans ſa chambre. Conté par M^de^ Sainte-Victoire, Religieuſe de la Miſéricorde, ſa fille.

XV. Le ſurnommé *Malborough*, Charretier au ſervice de M. Surgis, ci-devant Curé de Mondetour près Pontoiſe, donna des ſignes de vie comme on le deſcendoit dans la foſſe après trois jours de mort apparente, & vêcut long tems après. Notoire dans le quartier.

XVI. En l'année 1670. M. l'Hermite de la Chatiere, Prevôt de la Maréchauſſée à Sens, a été réputé mort pendant long tems; & auroit été enterré, ſans un domeſtique qui revint à propos de la campagne. Il a eu plusieurs enfans depuis. Certifié par M. l'Abbé Fenel, de l'Académie des Inscriptions.

XVII. Marie Legendre, fille d'un Marchand Mercier, ruë S. Denis à Paris, auroit été ensevelie en 1674. sans son pere qui arriva heureusement d'un voïage. Elle est morte à 70 ans, & a conté plusieurs fois son histoire à plusieurs de mes amis.

XVIII. La femme d'un Gentilhomme fut déterrée vivante à Basingstoke en Angleterre le quatriéme jour après sa mort réputée, avec la tête & le visage meurtris, & les doigts rongés. *Tiré de la Traduction faite en Angleterre de la premiere Partie de ma Dissertation sur l'incertitude des signes de la Mort.*

XIX. Rostagny, dans son Commentaire sur les Erreurs populaires de Primerose, parle d'un Léthargique depuis dix heures enterré vivant au bout de ce tems, parce que le lendemain le Curé n'auroit pas eu le tems de faire la céremonie.

XX. Une fille du Comte d'Anville, âgée de quelques mois, fut rappellée à la vie par sa mere long tems après sa mort apparente ; elle étoit mariée lorsqu'on écrivoit son histoire dans le Mercure Galand, May 1699.

XXI. Mlle Desplaces, depuis femme de M. Labadie, Châtelain de Saint Bonnet-le-Château en Forêt, pensa être portée en terre après deux fois vingt-quatre heures de léthargie, & eut depuis plusieurs enfans, dont il y en a de vivans. Cette histoire est environ de l'année 1705.

XXII. En 1709 Marjollet, Ouvrier à Rheims, fut réputé mort à l'Hôtel-Dieu, & rappellé à la vie par la douleur qu'il ressentit d'une côte enfoncée en le jettant sur le brancart pour le porter en terre. Attesté par M. Josnet Docteur en Medecine à Rheims.

XXIII. Le surnommé *Trompe la Mort*, Garçon Tonnellier travaillant habituellement à la Halle au vin à Paris, fut enterré deux fois à Clamarre, comme il l'a dit lui-même à plusieurs personnes de ma connoissance. Il est mort depuis sept à huit ans.

XXIV. On trouvera dans le dernier volume des Mémoires de l'Académie des Curieux de la Nature, trois Observations du Docteur Kundmann concernant trois Noïés rappellés à la vie malgré tous les signes extérieurs de la mort.

XXV. M. Cheyné, dans son Traité des Maladies Angloises, parle du Colonel Townshend, qui fit en sa présence, & celle d'autres personnes, l'expérience de se faire mourir, & ressusciter.

XXVI. En 1716 on déterra vivant dans le Cimetiere de l'Eglise d'Oxmanston à Dublin, le nommé Mendevil, Trompette, enterré depuis vingt-quatre heures, & gardé pendant deux jours. *Communiqué, ainsi que les deux histoires suivantes, par M. le Comte de Barneval.*

XXVII. Une Dame de Dublin, sortie vivante d'un soûterrain où on avoit déposé son cercueil, a eu plusieurs enfans depuis.

XXVIII. Myladi Roussel, gardé huit jours en Angleterre par son mari, qui ne voulut pas souffrir qu'on l'enterrât, reparut à la Cour, & mourut après son mari il y a une quinzaine d'années.

XXIX. Le P. Trabouillard, Benedictin, actuellement en l'Abbaïe du Bec, fut réputé mort en 1717 à Rheims pendant plusieurs heures par les Medecins de la maison. Attesté par lui-même.

XXX. A peu près dans le même tems, une fille à Montpellier donna des signes de vie comme on la portoit en terre. Elle eut depuis le surnom de *la Ressuscitée*. Attesté par Messieurs Gourraigne & Guisard Docteurs en Medecine.

XXXI. Pierre Guyard, Compagnon Relieur, natif du village de Nogent, Paroisse de Lilladam, à l'âge de six mois, fut enseveli pendant quinze heures par un froid très-vif. Il auroit été enterré, comme il me l'a dit, si le Curé avoit eu le tems.

XXXII. Marie Sillole, veuve Barade, actuellement vivante à Montpellier, fut rappellée à la vie, comme on la descendoit pour la porter en terre, par la chute de son cercueil, qui donna un coup mortel à une femme qu'il rencontra sur l'escalier. C'étoit vers 1720. Attesté par M. Guisard.

XXXIII. La Demoiselle Audrigue de Marseille, revint si parfaitement à la vie le jour même que son mari l'avoit traînée dans le tombereau, la croïant morte de la peste, qu'elle y porta le lendemain le corps de son mari.

XXXIV. En 1723 une Femme de Chambre de Madame de Perussys, fut rappellée à la vie dans l'Eglise des Cordeliers d'Avignon, parce qu'on poussa rudement contre sa tête celle de M. l'Abbé de Perussys.

XXXV. En la même année, Françoise Giguet de la Paroisse de S. Laurent en Savoie, en conséquence d'une chute faite étant grosse, resta trois fois vingt-quatre heures sans signes de vie, accoucha heureusement, & guérit. Conté par M. Marvignon son fils, Ecclesiastique, demeurant à Paris rue des Amandiers.

XXXVI. Le même m'a dit qu'une fraïeur fit tomber un domestique de son pere dans un état de mort apparente qui dura quarante-huit heures, & qu'il revint à lui comme on l'alloit enterrer. Il vit encore.

XXXVII. Jeanne-Nicole le Camus, alors âgée de trois ans & demi, actuellement mariée au sieur Destourbay, Maître ès Arts près le Séminaire de S. Magloire, fut tirée en 1723 d'une léthargie dans une petite verole, & rappellée à la vie par la chute de son cercueil, comme on la portoit en terre.

XXXVIII. En 1725 la De Michellin, veuve d'un Marchand de Troies, fut tirée vivante de son cercueil après trois jours de mort apparente. Elle eut des enfans depuis, & vit encore.

XXXIX. Le nommé Vattier, Compagnon Tailleur, locataire du pere de la De Destourbay, revint chez lui du Cimetiere de S. Sulpice, où il avoit été enterré. Conté par ladite Destourbay.

XL. Une Cuisiniere de M. Lagnier Procureur, demeurant dans l'Hôtel des Ursins, fut tirée vivante de la bierre en 1731, & rappellée à la vie par M. Caumont, Démonstrateur Roïal en Chirurgie. Conté par lui-même.

XLI. Au mois de Novembre 1732 un homme étouffé dans une mine de charbon près d'Alloa en Ecosse, fut parfaitement guéri, bien qu'il ne donnât plus de signes de vie. Essais de Medecine d'Edimbourg, Tom. VI.

XLII. M. Batide, Chirurgien de la Charité de Versailles, mort depuis peu d'années, fut réputé mort pendant trois jours en .... Attesté par M. Dulattier Chirurgien.

XLIII. Une Lettre de M. Foppiani, Docteur en Medecine à Genes, que M. de Jonville, Envoié du Roi auprès de cette République, a eu la bonté de me communiquer, parle d'un jeune homme de quinze ans qui revint à lui après avoir été réputé mort pendant vingt-quatre heures.

XLIV. Un Domestique de M. de Thugny fut rappellé à la vie il y a peu, dans le tems qu'on le croïoit mort, par M. Diste, Medecin de la Faculté de Paris, & parfaitement gueri.

XLV. Il y a environ un an qu'on rapporta

chez elle vivante une femme de Melun qui donna des ſignes de vie dans le tems qu'on deſcendoit ſon cercueil dans la foſſe.

XLVI. A la fin d'Octobre 1745 la Dame Cortez fut étouffée dans ſon cercueil dans l'Egliſe des Martigues près de Marſeille, où elle avoit été dépoſée en attendant ſon enterrement.

XLVII. Madame la Comteſſe de Laval fut rappellée à la vie par une ſaignée que ſa Femme de chambre obligea un Chirurgien de lui faire, quoiqu'on la crut morte depuis long tems.

XLVIII. La De veuve de M. Fromont, Medecin de la Faculté de Paris, alors âgée de neuf à dix ans, fut jugée morte de la petite verole, ce que je prie de remarquer, & miſe ſur la paille, où elle reſta neuf à dix heures. Elle revint à elle comme on ſe diſpoſoit à l'enſevelir.

XLIX. François Bordau, ſurnommé depuis ce tems *Trompe la mort*, Roulier, demeurant rue S. Gilles à Eſtampes, fut trouvé vivant quand on fut pour l'enſevelir. Il eſt encore plein de vie.

Je pourrois groſſir cette liſte de beaucoup d'hiſtoires de Pendus rappellés à la vie dans le tems qu'on les croïoit bien morts.

J. J. BRUHIER, Docteur en Medecine.

APPROBATION.

J'AI lû par ordre de Monseigneur le Chancelier, *les Additions au Mémoire présenté au Roi sur la nécessité d'un Réglement général au sujet des Enterremens & Embaumemens précipités*, & n'y ai rien trouvé qui puisse en empêcher l'impression. Fait à Paris ce 19 Avril 1746.

BOYER, Medecin ordinaire du Roi.

Le Privilege est à la fin du second Volume de la Dissertation sur l'incertitude des signes de la Mort.

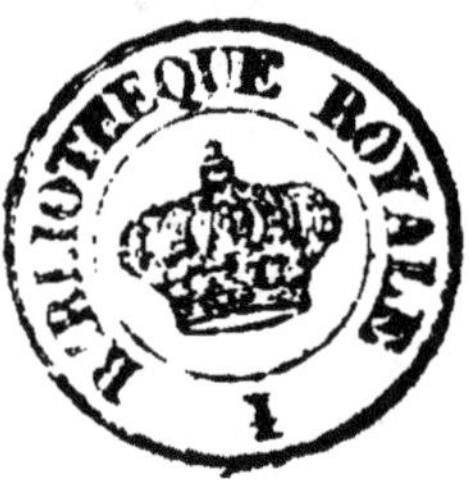

De l'Imprimerie de C. F. SIMON, Fils, Imprimeur de la Reine, ruë de la Parcheminerie, 1746.

www.ingramcontent.com/pod-product-compliance
Ingram Content Group UK Ltd.
Pitfield, Milton Keynes, MK11 3LW, UK
UKHW021651260726
13994UKWH00003B/1400

9 782329 463285